BEI GRIN MACHT SICH IHR
WISSEN BEZAHLT

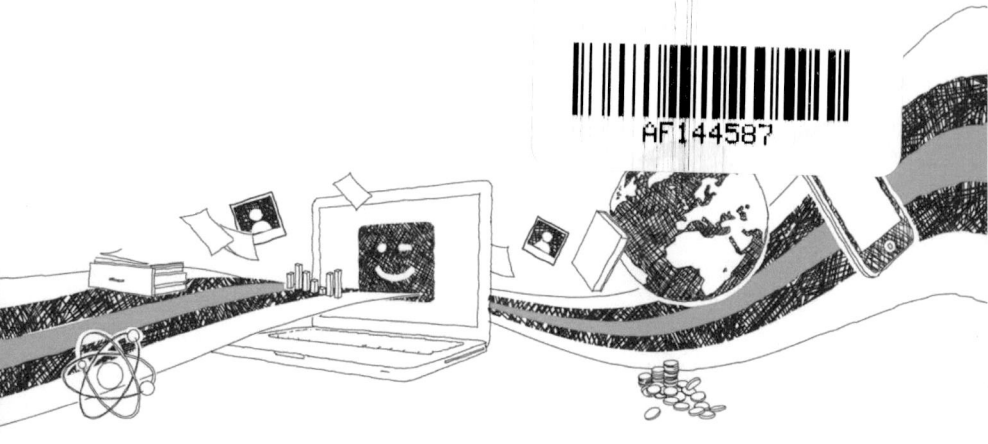

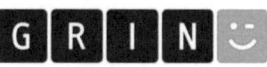

Hendrik Heitland

Berufsstatus und Gesundheit

GRIN Verlag

Bibliografische Information der Deutschen Nationalbibliothek:

Die Deutsche Bibliothek verzeichnet diese Publikation in der Deutschen National-
bibliografie; detaillierte bibliografische Daten sind im Internet über http://dnb.d-
nb.de/ abrufbar.

Impressum:

Copyright © 2007 GRIN Verlag GmbH
Druck und Bindung: Books on Demand GmbH, Norderstedt Germany
ISBN: 978-3-638-75502-3

Dieses Buch bei GRIN:

http://www.grin.com/de/e-book/72648/berufsstatus-und-gesundheit

GRIN - Your knowledge has value

Der GRIN Verlag publiziert seit 1998 wissenschaftliche Arbeiten von Studenten, Hochschullehrern und anderen Akademikern als eBook und gedrucktes Buch. Die Verlagswebsite www.grin.com ist die ideale Plattform zur Veröffentlichung von Hausarbeiten, Abschlussarbeiten, wissenschaftlichen Aufsätzen, Dissertationen und Fachbüchern.

Besuchen Sie uns im Internet:

http://www.grin.com/

http://www.facebook.com/grincom

http://www.twitter.com/grin_com

Universität Bremen

Wintersemester 2006/2007

Berufsstatus und Gesundheit

Autor:

Hendrik Heitland

Inhaltsverzeichnis

1. Einleitung

In dieser Hausarbeit erörtere ich den Zusammenhang zwischen dem Berufsstatus und der Gesundheit. Daraus ergibt sich die Fragestellung, ob der berufliche Status und die Arbeitswelt einen Einfluss auf die Gesundheit des Menschen haben. Dabei gehe ich von der These aus, dass es hier einen wechselseitigen Bezug gibt. Also wird umgekehrt genauso geklärt, ob die Gesundheit auch eine Rolle für den Berufsstatus spielt.

Bevor ich diese beiden Themengebiete in einen Zusammenhang bringe, wird im Punkt 2 der Begriff „Berufsstatus" erläutert und definiert sowie in den darauf folgenden Unterpunkten 2.1 und 2.2 ein Überblick darüber gegeben, welche Arbeitnehmergruppen und Arbeitsformen es in der Arbeitswelt gibt. Dazu teile ich die Arbeitnehmer unter Berücksichtigung der sozialen Aspekte und gesellschaftlichen Auffassung in einzelne Gruppen ein und gebe Beispiele für übliche und besondere Arbeitsformen.

Nachfolgend werden in Punkt 3 die allgemeinen gesundheitlichen Risiken aufgezeigt, die sich durch Arbeit ergeben. Da sich in der Arbeitswelt hier jedoch auch Ressourcen ergeben können, werden auch diese betrachtet.

In Punkt 4 wird dann schließlich der Zusammenhang zwischen dem Berufsstatus und Gesundheit hergestellt und durch empirische Ergebnisse für die Berufsgruppen bzw. dem Berufsstatus belegt.

Daraufhin diskutiere ich in Punkt 5 die Problematik, die sich aus der Arbeit und der Arbeitsumwelt im Betrieb in gesundheitlicher Hinsicht für den Arbeitnehmer und das Unternehmen ergibt.

Für diese Hausarbeit habe ich Materialien und Statistiken von offizieller Stelle, wie Bundesämtern etc., sowie Informationstexte verschiedener Institute verwendet. Zudem wurden u.a wissenschaftliche Beiträge aus Fachliteratur und themenbezogenen Zeitschriften genutzt.

2. Definition Berufsstatus

Ein Beruf, den ein Mensch ausübt, kann auch über den Begriff „Erwerbsarbeit" definiert werden. Diese dient dazu, für die erbrachte Arbeit und Leistung entlohnt zu werden. Hierüber bildet sich ein Bezug zu einem sozialen Status, der für das persönliche Selbstwertgefühl sowie das gesellschaftliche Ansehen ein wichtiger Aspekt ist.

Der Beruf wird in der Regel erlernt und soll als kontinuierliche Einkommensquelle dienen. Hierbei sind Bildung und Qualifikation wichtige Faktoren für die Höhe der Entlohnung und die beruflichen Einstiegs- bzw. Aufstiegschancen.[1] So gilt dass „Erwerbstätige ohne Berufsabschluss ein erheblich größeres Arbeitsmarktrisiko tragen, als solche mit einer formalen beruflichen Qualifikation. Sie sind häufiger und länger arbeitslos, finden öfter nur befristete Beschäftigungsverhältnisse und haben kürzere ununterbrochene Beschäftigungszeiten vorzuweisen."[2]

Durch diese drei Kriterien – Einkommen, Bildung und beruflicher Status – wird der Mensch, je nach individueller oder gesellschaftlicher Auffassung, in einer sozialen Hierarchie eingeordnet.[3] Dies ist auch auf einen beruflichen Zusammenhang übertragbar, wobei hier der Status als das „Prestige" einer beruflichen Tätigkeit bzw. beruflichen Position verstanden wird.[4]

So genießen Berufe, die üblicherweise ein höheres Einkommen mit sich bringen und eine bessere Qualifikation und Bildung voraussetzen, wie z.b. Arzt, Hochschullehrer oder Rechtsanwalt, ein sehr hohes Ansehen. Aber auch Berufe, die eine hohe soziale Verantwortung tragen, wie z.b. Polizist oder Krankenschwester, rangieren in der Liste der angesehensten Berufe weit oben. Die landwirtschaftliche Branche sowie Berufe, bei denen eine eher geringe Qualifikation voraussetzt wird, wie z.b. Handwerksberufe, haben weit weniger gesellschaftliches Renommee.[5]

Da aber bestimmte Berufsbezeichnungen unterschiedliche Tätigkeitsmerkmale umschreiben können, wird im Folgenden auf die verschieden Arbeitnehmergruppen und Arbeitsformen eingegangen.

2.1 Arbeitnehmergruppen

§ 5 des Arbeitsgerichtsgesetzes teilt Arbeiter, Angestellte, Auszubildende und Heimarbeiter gleichermaßen in die Gruppe der „Arbeitnehmer" ein.[6] Dieser schließt einen Arbeitsvertrag ab und wird somit als „abhängiger Beschäftigter" angesehen, da er nicht selbständig arbeitet und zu weisungsgebundenen Dienstleistungen gegenüber dem Arbeitgeber verpflichtet ist. Im Gegenzug hat der Arbeitnehmer einen Anspruch auf eine Vergütung für die erbrachte Arbeit.[7]

Arbeiter werden nach der gesellschaftlichen Auffassung meist ganz unten in der sozialen und beruflichen Hierarchie angesiedelt. Hier wird wiederum unterschieden zwischen dem Facharbeiter,

---

[1] vgl. Siegrist/Möller-Leimkühler, 2003, S. 126
[2] vgl. Beer/Wagner, 1997, S. 1
[3] vgl. Mielck, 1992, S. 141
[4] vgl. Hoffmeyer-Zlotnik/Geis, 2003, S.125
[5] vgl. Oberlander, 2005, S. 7
[6] http://www.gesetze-im-internet.de/arbgg/__5.html (Aufruf: 02.02.07)
[7] vgl. Bundeszentrale für politische Bildung, 2004

der durch eine abgeschlossene Lehre oder langjährige Beschäftigung in einem entsprechenden Arbeitsbereich die höchste Qualifikation besitzt, dem angelernten Arbeiter (mit oder ohne Abschluss) und dem ungelernten Arbeiter („Hilfsarbeiter"), der keine fachliche Ausbildung durchlaufen hat.

Der Tätigkeitsbereich dieser Gruppen kann aber variieren. So kann ein Ungelernter, der sonst eher einfache Aufgaben bewältigen muss, aufgrund langjähriger Betriebszugehörigkeit die Arbeit eines angelernten- oder Facharbeiters übernehmen, der üblicherweise mit verantwortungsvolleren Aufgaben betraut ist. Genauso kann sich aber ein Facharbeiter in der Position eines angelernten Arbeiters befinden. In der Regel verrichtet der Arbeiter körperliche Aufgaben, die mit Muskelkraft verbunden sind – so genannte „Handarbeit".[8]

Im Jahr 2005 waren in Deutschland nach Angaben des Statistischen Bundesamtes 10.770.000 Personen in der Position eines Arbeiters beschäftigt.[9]

Angestellte können vom Arbeiter definitorisch nicht eindeutig unterschieden werden. Hier reicht die Spannweite vom angelernten Angestellten auf der niedrigsten hierarchischen Stufe, bis hin zum leitenden Angestellten im Management. Durch (zum Teil vom Betrieb vorgeschriebenen) Weiterbildungsmaßnahmen hat ein angelernter Angestellter aber die Möglichkeit sich weiter zu qualifizieren und so Tätigkeiten der höheren Positionen zu übernehmen.

Der Angestellte verübt zumeist „Kopfarbeit", bei der eher geistige Leistungen abverlangt werden.[10]

Im Jahr 2005 waren in Deutschland nach Angaben des Statistischen Bundesamtes 19.071.000 Personen in der Position eines Angestellten beschäftigt.[11]

Die letzte Gruppe der Arbeitnehmer nach § 5 ArbGG bilden die Heimarbeiter. Diese führen ihre Tätigkeiten ausschließlich an einem außerhalb der Betriebsstätte liegenden Arbeitsplatz aus. Oft z.B. in Form der heimbasierten Telearbeit, die in der Wohnung des Arbeitnehmers erbracht werden kann. Trotzdem gilt auch hier, dass die Arbeitnehmer in einem abhängigen Beschäftigungsverhältnis die geforderten Dienstleistungen für den Arbeitgeber erbringen. Diese Gruppe kann sowohl Hand- als auch Kopfarbeit verrichten, da Heimarbeiter auch produzierend für einen Betrieb tätig sein können.[12]

Das personalpolitische Modell der „Managing Diversity" geht jedoch davon aus, dass man bei diesen Arbeitnehmergruppen zusätzliche Besonderheiten beachten muss. So sollen sie nach Geschlecht aufgeteilt werden und z.B. Behinderte, Ausländer, Jugendliche und Ältere gesondert betrachtet werden. Dies spielt eine wichtige Rolle für den Berufsstatus, da solche Besonderheiten

---

[8] vgl. Schuster, 1974, S. 96 ff
[9] http://www.destatis.de/basis/d/erwerb/erwerbtab1.php (Aufruf: 02.02.07)
[10] vgl. Beer/Wagner, 1997, S. 2f
[11] http://www.destatis.de/basis/d/erwerb/erwerbtab1.php (Aufruf: 02.02.07)
[12] vgl. Bundesministerium für Wirtschaft und Technologie, 2001, S. 10 f

Einfluss auf die Hierarchie innerhalb eines Betriebes haben können: „Damit wird legitimiert, dass ihnen eher Tätigkeiten zugewiesen werden, die auf den unteren Hierarchieebenen angesiedelt, schlechter bezahlt und mit wenig Entwicklungsperspektive verbunden sind."[13] Diese „besonderen" Arbeitnehmergruppen können allerdings auch tatsächlich für bestimmte Arbeiten ungeeignet sein. So ist es möglich dass durch entwicklungsbedingt unterschiedliche körperliche Proportionen oder ungenügende geistige und emotionale Reife junge Arbeitnehmer bestimmte Aufgaben nicht bewältigen oder ältere Arbeitnehmer dem Arbeitstempo nicht mehr folgen können. Bei ausländischen Arbeitnehmern sind es häufig Sprachbarrieren, die den Ein- oder Aufstieg im Berufsleben erschweren.[14]

Jedoch werden z.B. jugendliche Arbeitnehmer, Frauen und Behinderte auch arbeitsschutzrechtlich gesondert behandelt.

So untersagt das Jugendarbeitsschutzgesetz die Arbeit an Samstagen, Sonn- und Feiertagen, in der Zeit von 20 bis 6 Uhr, sowie unter Zeitdruck und regelt die Arbeitszeit bzw. die Ruhepausen der jungen Arbeitnehmer.

Frauen stehen als werdende Mütter durch das Mutterschutzgesetz unter einem besonderen Kündigungsschutz und dürfen weder nachts arbeiten, noch Gefahrenstoffen ausgesetzt sein.

Sobald bei Behinderten der Grad der Behinderung bei mindestens 50% liegt, gilt das Schwerbehindertengesetz. Hier besteht auch für diese Arbeitnehmer ein besonderer Kündigungsschutz, sowie ein zusätzlicher Urlaubsanspruch.[15]

2.2 Arbeitsformen

Zunächst muss man zwischen den verschiedenen Arbeitszeiten unterscheiden. Unterschiedliche Arbeitszeitmodelle wie Voll- und Teilzeitarbeit spiegeln die individuellen Wünsche der Arbeitnehmer und die Interessen des Betriebes wider.

So gibt z.B. eine zeitlich unbegrenzte Vollzeitarbeitsstelle soziale Sicherheit und das Unternehmen kann kontinuierlicher mit dem Mitarbeiter planen und fester in den Betrieb mit eingliedern.[16]

Speziell jüngere Arbeitnehmer schätzen jedoch eine flexiblere Arbeitszeiteinteilung wie bei der Teilzeit, um so eine ausgewogene Balance zwischen Arbeit und Freizeit zu finden. Unternehmen erhoffen sich dadurch eine höhere Motivation und Produktivität dieser Mitarbeiter.[17]

Die Arbeitszeit ist auch in Bezug auf die Schichtarbeit der wichtigste Faktor. Hier wechseln die Arbeitszeiten ständig, was mitunter die Nachtarbeit bei Personen über 18 Jahren mit einschließt.

---

[13] vgl. Krell, 2004, S. 44
[14] vgl. Griefahn/Golka, 2006, S. 674 f
[15] vgl. Griefahn/Golka, 2006, S. 659
[16] vgl. Widmer, 2005, S. 9
[17] http://www.bmas.bund.de/BMAS/Navigation/root,did=24720.html (Aufruf: 04.02.07)

Teilweise geschieht das nur zu bestimmten Zeitabschnitten, wie z.b. bei der Feuerwehr, manche Berufe erfordern eine dauerhafte Schichtarbeit, wie es in der Medienbranche der Fall ist.[18] Trotz einer Vielzahl an körperlichen (z.B. Schlafmangel bzw. Schlafrhythmusumstellung bei Nachtarbeit) und psychischen (z.b. soziale und familiäre Isolation) Belastungen, die für den Arbeitnehmer dadurch verbunden sind, ist Schichtarbeit aus wirtschaftlicher, sozialer und technologischer Sicht für den Arbeitgeber teilweise unverzichtbar. So muss aus wirtschaftlichen Gründen ein Call Center seinen Service für die Kunden möglicherweise rund um die Uhr anbieten oder ein Hotel seine Rezeption über 24 Stunden besetzt halten.

Fabriken können lange Fertigungsprozesse haben und global agieren, weswegen eventuell eine Zeitumstellung für den Kunden von Nöten ist, auf die zu reagieren ist, was den technologischen Aspekt ausmacht.

Die Polizei oder Krankenhäuser müssen zu jeder Zeit die soziale Versorgung der Bevölkerung sicherstellen.

Die gebräuchlichsten Schichtarbeitssysteme sind das Zweischichtsystem, mit einer Früh- und Spätschicht und das Dreischichtsystem, zu dem noch die Nachtschicht hinzukommt.[19]

Bei der Akkordarbeit wird streng nach Leistung bezahlt, d.h. es wird gemessen, in welchem Zeitraum der Arbeitnehmer die Arbeit bewältigt oder welche Stückzahlen er in einer bestimmten Zeit anfertigt.

Somit kann der Angestellte den zeitlichen Ablauf seiner Arbeit zwar selbst bestimmen, stößt aufgrund persönlichen Ehrgeizes aber schnell an seine Leistungsgrenzen. Um mehr Arbeit bewältigen zu können, bzw. mehr produzieren zu können, verzichtet er mitunter sogar auf Erholungspausen.

Bei der Akkordarbeit wird zwischen dem Einzelakkord, also der Arbeit eines einzelnen Arbeitnehmers und dem Gruppenakkord, also z.B. der Fertigung eines Produktes durch mehrere Arbeiter, unterschieden. [20]

Im Gegensatz zur Akkordarbeit wird bei der Fließarbeit der Arbeitsrhythmus „durch den Takt der Werkstoffzuführung und –abführung vorgegeben." Hier arbeiten immer mehrere Angestellte unabhängig voneinander an einem Produkt und idealerweise hätte jeder die gleiche Arbeitsmenge zu erledigen. Da dies aber in der Regel nicht umsetzbar ist, richtet sich die Fließbandgeschwindigkeit nach dem Arbeitsaufwand bei dem jeweiligen Arbeiter. Zwar kann die individuelle Leistungsfähigkeit zu unökonomischen (Zwangs-)Pausen führen, falls ein Arbeiter

---

[18] vgl. Griefahn/Golka, 2006, S. 670
[19] vgl. Marsula, 2003, S. 1
[20] vgl. Griefahn/Golka, 2006, S. 671 f sowie http://www.bpb.de/popup/popup_lemmata.html?guid=F6SVl4
(Aufruf: 04.02.07)

seine Aufgabe schneller als vorgegeben bewältigt, allerdings kann auch dies durch Änderung der Bandgeschwindigkeit behoben werden. [21]

Eine durch Einsatz neuer Kommunikationsmittel sehr moderne Arbeitsform ist die Telearbeit. Hierbei führt der Angestellte die vom Arbeitgeber in Auftrag gegebenen Dienstleistungen oder Produktionen an einem außerhalb der zentralen Betriebsstätte liegenden Arbeitsplatz aus. Dieser Arbeitsplatz ist mit dem Betrieb in der Regel durch elektronische Kommunikationsmittel wie dem Telefon, einem PC mit Internetanschluss etc. vernetzt, um z.b. Arbeitsergebnisse mit den Vorgesetzten und Mitarbeitern auszutauschen.

Flexibilität und Mobilität sind seitens des Arbeitnehmers wichtige Vorraussetzungen für die Telearbeit, denn diese kann nicht nur heimbasiert sein. Zu unterscheiden ist zwischen der heimbasierten, mobilen, und der On-Site-Telearbeit.

Bei der heimbasierten Telearbeit arbeitet der Angestellte ausschließlich von zuhause aus. Hier wird der Kontakt zum Betrieb in der Regel per Email oder Videokonferenz, bzw. Telefon, hergestellt.

Ortsunabhängig ist man bei der mobilen Telearbeit. Dabei werden Telemedien wie z.b. ein Laptop mit kabellosem Internetzugang (W-Lan) oder ein Handy dazu genutzt, mit dem Betrieb in Kontakt zu treten und Daten auszutauschen.

Solche Telemedien sind auch bei der On-Site-Telearbeit nötig. Hier wird direkt beim Kunden vor Ort gearbeitet. So werden z.b. stationäre Büroräume für die Mitarbeiter am Kundenstandort errichtet. Über das Handy etc. bleiben jedoch auch hier die Mitarbeiter jederzeit mit ihrem Arbeitgeber in der zentralen Betriebsstätte in Kontakt. [22]

3. Gesundheitliche Risiken und Ressourcen in der Arbeitswelt

§ 5 des Arbeitschutzgesetzes verpflichtet die Arbeitgeber dazu, mögliche Gefährdungen für den Arbeitnehmer am Arbeitsplatz zu ermitteln und zu beurteilen. Eine Gefährdung kann sich hiernach im Allgemeinen insbesondere ergeben durch:

1. die Gestaltung und die Einrichtung der Arbeitsstätte und des Arbeitsplatzes,
2. physikalische, chemische und biologische Einwirkungen,
3. die Gestaltung, die Auswahl und den Einsatz von Arbeitsmitteln, insbesondere von Arbeitsstoffen, Maschinen, Geräten und Anlagen sowie den Umgang damit,
4. die Gestaltung von Arbeits- und Fertigungsverfahren, Arbeitsabläufen und Arbeitszeit und deren Zusammenwirken,
5. unzureichende Qualifikation und Unterweisung der Beschäftigten. [23]

---

[21] vgl. Griefahn/Golka, 2006, S. 672
[22] vgl. Bundesministerium für Wirtschaft und Technologie, 2001, S. 11 ff
[23] http://bundesrecht.juris.de/arbschg/__5.html (Aufruf: 07.02.07)

7

Hiernach ergibt sich der Ansatz, die Belastung der Arbeitsaufgaben, Arbeitsmittel und Arbeitsumwelt dem Menschen unter Beachtung seiner anatomischen Attribute anzupassen. Dies erfordert jedoch entweder auch den Verzicht auf bestimmte Arbeitsformen und -stoffe, um die Belastung zu senken, oder es werden schützende Maßnahmen wie zum Beispiel Absaugvorrichtungen oder Schutzanzüge für die Mitarbeiter zur Verfügung gestellt. Zusätzlich kann die Belastung für die Angestellten noch durch eine größere Entfernung zum Belastungsherd oder zeitlich eingeschränkte Exposition, wie durch Arbeitsplatzwechsel etc., minimiert werden. [24]

Es wird zudem immer ein Wechselverhältnis des Arbeitnehmers und seiner Arbeitsumwelt erhofft, bei dem der Arbeiter durch sein Handeln selbst Einfluss auf die gesundheitlich beeinträchtigenden Bedingungen nimmt. So kann der Arbeiter z.b. physikalischen Belastungen wie dem Lärm, dem er im Betrieb ausgesetzt ist, durch entsprechende lärmschützende Maßnahmen, wie dem Tragen eines Gehörschutzes, entgegenwirken. Beschäftigte sollen also befähigt werden, selbst einen Beitrag zur Sicherung ihrer Gesundheit leisten zu können.

Bislang wurde jedoch der psychosoziale Aspekt außer Acht gelassen, der dem Arbeitnehmer individuell zur Verfügung steht, wie es beim salutogenetischen Ansatz der Fall ist.

Dieser kann allerdings etwa durch psychische Belastungen, mangelnde geistige Anforderung, Undurchsichtigkeit betrieblicher Abläufe, Zeitdruck, geringen sozialen Rückhalt oder fehlende Einflussmöglichkeiten am Arbeitsplatz zunichte gemacht werden. Hat der Mitarbeiter durch diese fehlenden Ressourcen keine Möglichkeit zum Wohlbefinden, wirkt sich dies negativ auf seine Gesundheit aus. Somit müssen nicht nur Belastungen im Betrieb abgebaut werden, sondern Ressourcen geschaffen und erhalten werden. [25]

Wird dies befolgt, so kann das salutogenetische Konzept auch auf betriebliche Ebene übertragen werden. Persönlichkeitsfördernde Arbeitsgestaltung, regelmäßiger Austausch zwischen den Mitarbeitern und den Vorgesetzten, klare Informationen und Transparenz, Wertschätzung des Unternehmens, Spaß und Identifikation mit der Arbeit etc. fördern das Kohärenzgefühl des Arbeitnehmers und tragen so dazu bei, die Gesundheit trotz schädigender Einflüsse zu bewahren oder sogar zu verbessern.[26]

Auch die Entstehung und Bewältigung von Stress wird von Unternehmen und Arbeitnehmern immer wichtiger bewertet, da dieser beim Angestellten zu psychosomatischen Erkrankungen führen kann und es so zu immer mehr produktionsvermindernden Fehltagen kommt.

Die Bedingung für das Auftreten von arbeitsbezogenem Stress ist zu hohe psychische Belastung und Beanspruchung am Arbeitsplatz. Auch Umgebungsbelastungen wie z.B. Lärm und Schadstoffe, sowie schwer verständliche Arbeitsaufträge und Zeitdruck haben darauf einen Einfluss. Allerdings ist es für das Ausmaß des Stresses entscheidend, wie lange und intensiv man

---

[24] vgl. Griefahn/Golka, 2006, S. 666 f
[25] vgl. Preußner, 2003, S. 10 f
[26] vgl. Fischer/Helg, 2004, S. 4 ff

diesen Stressoren ausgesetzt ist. Zudem wird jeder Arbeitnehmer durch die Belastungen unterschiedlich beansprucht und verarbeitet diese auf individuell unterschiedliche Art und Weise.[27] Hier liegt dabei auch die Ressource, die Stress zur Gesundheitsförderung bietet: Im Gegensatz zum bisher beschriebenen, negativ empfundenen Disstress, kann eine Arbeit vom Beschäftigten auch im positiven Sinne als Herausforderung angesehen werden, der es sich zu stellen lohnt (Eustress).[28]

4. Empirische Ergebnisse zum Zusammenhang zwischen dem Berufsstatus und gesundheitlichen Risiken

Laut des BKK-Gesundheitsreports 2006 wurde jeder Arbeitnehmer im Jahr 2005 durchschnittlich 12,6 Tage für krankheitsbedingt arbeitsunfähig befunden. Hierbei machen allerdings nur sechs Krankheitsgruppen schon über drei Viertel der Ausfalltage aus: Krankheiten des Muskel-Skelett-Systems (25,8%), des Atmungssystems (17,7%), des Verdauungssystems (6,4%), des Kreislaufsystems (4,5%), Verletzungen und Vergiftungen (14,9%) und psychische Störungen (8,5%). Während z.B. die Krankheiten des Muskel-Skelett-Systems und der Atemwege in den letzten Jahren immer weniger Fehltage verursachten, wächst jedoch die Relevanz der psychischen Leiden, deren Häufigkeit sich in den letzten 30 Jahren vervierfacht hat. Dies sei vor allem auf „veränderte Beschäftigungsstrukturen durch Verlagerung hin zu Dienstleistungstätigkeiten, deutlich höhere Frauenanteile und Selektionseffekte am Arbeitsmarkt durch die hohe Arbeitslosigkeit" zurückzuführen.[29]

Da allerdings die Wahrscheinlichkeit arbeitsbedingt zu erkranken u.a. besonders durch den beruflichen Status beeinflusst wird, ist es nötig zwischen z.B. Arbeitern und Angestellten zu unterscheiden, da sich hier deutliche Unterschiede der beruflichen Belastungen zeigen.[30]

So waren Arbeiter im Jahr 2005 mit durchschnittlich 16,2 Arbeitsunfähigkeitstagen pro Person zu 40% häufiger krank als Angestellte (9,7 Arbeitsunfähigkeitstage). Auf die wenigsten Krankheitsausfälle kamen höher qualifizierte Beschäftigte mit einem besseren Einkommen. Oft haben diese einen größeren Handlungsspielraum in ihren Arbeitsaufgaben und können sich stärker mit ihrer Arbeit identifizieren. So kommt diese Gruppe im Jahr 2005 auf nur 5,6 krankheitsbedingte Fehltage.

Insgesamt waren Muskel- und Skeletterkrankungen für alle Gruppen die häufigste Ursache dieser Ausfälle. Bei Arbeitern ist diese Erkrankung aber mit einem Anteil von 31% an den

---

[27] vgl. Berufsgenossenschaft für Gesundheitsdienst und Wohlfahrtspflege, 2006, S. 6 ff
[28] vgl. Gemeinschaftsinitiative Gesünder Arbeiten e.V., o.J., S. 1
[29] vgl. BKK Bundesverband, 2006, S. 12 f
[30] vgl. BKK Bundesverband, 2006, S. 24

Arbeitsunfähigkeitstagen deutlich häufiger vertreten als bei Angestellten (20%). Der Grund dafür liegt darin, dass Arbeiter öfter Aufgaben ausführen, die körperlichen Verschleiß durch z.b. „einseitige körperliche Arbeit, Zwangshaltungen am Arbeitsplatz oder auch Arbeit im Freien" zur Folge haben.

Verletzungen und Vergiftungen sind mit 18% an den Arbeitsunfähigkeitstagen die zweithäufigste Krankheitsursache bei den Arbeitern im Jahre 2005. Demgegenüber stehen allerdings nur 11% bei den Angestellten für diese Krankheitsgruppe. Dies liegt daran, dass bei Arbeitern aufgrund der spezifischen Aufgaben die Unfallgefahr um ein vielfaches höher ist als bei den Angestellten. Für diese zeigt sich, dass Atemwegserkrankungen am stärksten auftreten. Allerdings liegt auch bei dieser Erkrankung der Anteil an Arbeitsunfähigkeitstagen bei den Arbeitern höher. [31]

Es ergeben sich auch aus den Berufsbranchen unterschiedliche Risikofaktoren und Belastungen. Dabei entstehen typische Berufskrankheiten die sogar in einer Berufskrankheiten-Verordnung festgehalten sind.

Je nach spezifischem Beruf ist man chemischen oder physikalischen Einwirkungen ausgesetzt oder akut gefährdet z.b. Lungen- oder Hautkrankheiten zu erleiden. Man ist also durch seinen Beruf (bzw. seine Berufsbranche) besonders stark bestimmten Belastungen gegenüber exponiert.[32]

Lärmschwerhörigkeit, durch Asbest hervorgerufener Lungen- oder Kehlkopfkrebs, Hauterkrankungen und durch schweres Heben und Tragen entstandene Lendenwirbelschäden wurden im Jahre 2005 besonders oft anerkannt. Arbeiter in der metall- und holzverarbeitenden Branche, sowie der Chemie- und Baubranche sind dabei aufgrund der berufstypischen Arbeitsaufgaben und des berufstypischen Arbeitsumfeldes besonders häufig davon betroffen. [33]

Auf der anderen Seite ergibt sich für die Berufsgruppe der Angestellten eine gesundheitliche Gefährdung durch die Bildschirmarbeit. Laut Arbeitnehmerkammer Bremen waren im Jahre 2001 mehr als 85% der Angestelltenarbeitsplätze mit Bildschirmen ausgestattet. Aus dieser Arbeit ergeben sich psychische Belastungen durch z.b. einen hohen Wiederholungsgrad der Arbeit oder einen geringen Handlungsspielraum. Darüber hinaus ergeben sich auch physische Belastungen durch einseitige Körperhaltung und Zwangshaltung im Sitzen vor dem Monitor. Diese Beanspruchung kann schlimmstenfalls zu Muskel- und Skeletterkrankungen oder Herz-Kreislauf-Beschwerden führen.[34]

Eine aktuelle öffentliche Debatte bezieht sich auf Armut in Deutschland. Da sich die Definition von Armut zumeist auf finanzielle Aspekte konzentriert, spricht man hier von „Einkommensarmut". Diese liegt nach Empfehlung der europäischen Union vor, wenn jemand über „50% oder weniger

---

[31] vgl. BKK Bundesverband, 2006, S. 42 ff
[32] vgl. http://www.luk-nrw.de/reha/berufsk.asp (Aufruf: 13.02.07)
[33] vgl. Bundesministerium für Arbeit und Soziales, 2006, S.42
[34] vgl. Taufmann, 2006, S. 1 f

des durchschnittlichen Haushaltseinkommens eines Landes" verfügt. Auch Einkommensarmut ist ein gesundheitlicher Risikofaktor. So ergab eine Untersuchung von Angestellten mit einem jährlichen Einkommen von 15.000 Euro eine doppelt so hohe Sterblichkeit wie bei Angestellten mit einem jährlichen Einkommen von 30.000 Euro. Allerdings sind von dieser Armut üblicherweise Arbeitslose betroffen. Bei Langzeitarbeitslosen kann dies sogar zu suizidalen Phasen führen. Untersuchungen belegen dass die Mortalität bei Arbeitslosen generell um das 2,6fache höher gegenüber den Erwerbstätigen ist. Umgekehrt ist Krankheit aber auch ein Grund für Arbeitslosigkeit. Chronische Erkrankungen können den Weg ins Arbeitsleben versperren und somit das Risiko der Armut erhöhen.

Jedoch nehmen Menschen, die in Armut leben auch seltener medizinische Hilfe in Anspruch als Personen aus der Normalbevölkerung. Oft liegt die Hemmschwelle, einen Arzt aufzusuchen zu hoch, da sie sich aufgrund ihrer Situation schämen und Angst haben abgewiesen zu werden.[35]

Ein weiteres Problem für die Gruppe der Arbeitslosen ergibt sich aus der sozialen Ausgrenzung. Der Verlust der finanziellen Sicherheit und der eigenen Identität, die sich über die Arbeit gebildet hat, führt häufig zu psychosomatischen Beschwerden, wie Depressivität, Schlaflosigkeit, Reizbarkeit, Ängstlichkeit und Nervosität, die bei dauerhaftem Auftreten auch zu körperlichen Schäden führen können. Deshalb sind gerade bei Langzeitarbeitslosen diese Symptome besonders stark ausgeprägt. Auch anhaltende Demütigung seitens der Gesellschaft aufgrund der Arbeitslosigkeit sind Stressoren, die sich auf den psychischen Zustand auswirken. Untersuchungen haben ergeben dass der Alkoholmissbrauch bei Arbeitslosen besonders stark ausgeprägt ist, was noch verstärkt wird, wenn es beim Arbeitnehmer schon vor der Arbeitslosigkeit ein Suchtverhalten gab.[36]

5. Diskussion

Die bisherigen Ausführungen zeigen, dass das Thema Berufsstatus und Gesundheit ein sehr weites Feld ist, in dem viele soziale, ökonomische und zum Teil auch ethische Aspekte beachtet und in Zusammenhang gebracht werden müssen.

Um gesund zu sein bzw. gesund zu bleiben, müssen die richtigen Vorraussetzungen in der Arbeitsumwelt geschaffen werden. Dies bedeutet aber für die Unternehmen unter Umständen eine Veränderung der Arbeitsmethoden und der Arbeitsmittel. Eventuell müssen auch direkt neue Arbeitswerkzeuge oder Maschinen angeschafft werden, die den Betrieb viel Geld kosten können. So wird sich die innerbetriebliche Frage ergeben, ob sich dieser Aufwand lohnt oder man nicht direkt auf einen anfälligen Mitarbeiter verzichtet.

Andererseits sind zufriedene und gesunde Mitarbeiter aber motivierter, leistungsfähiger und produktiver und somit auch ökonomischer. Insofern muss ein Betrieb auch die psychischen

---

[35] vgl. Trabert, 1995, S. 1 ff
[36] vgl. Elkeles, 2003, S. 658 f

Belastungen an Mitarbeiter minimieren. Dafür müssten allerdings z.b. Arbeitsabläufe geändert werden.

Es sollte dabei jedoch immer individuell auf die Berufsbranche und den einzelnen Mitarbeiter eingegangen werden, da sich aus den unterschiedlichen Anforderungen und Individuen auch unterschiedliche Risiken und Ressourcen ergeben. Dies ist aber gerade bei größeren Betrieben kaum möglich und mit hohen Kosten verbunden. So werden eher allgemeine Sicherheitsvorkehrungen getroffen.

Dass sich aus der Erwerbsarbeit an sich auch ein gesundheitliches Problem ergibt wurde bereits angedeutet. Das soziale Prestige ergibt sich u.a. aus dem Berufsstatus und dem Einkommen. So überlegen sich viele Arbeitnehmer, sich trotz Krankheit und der Diagnose arbeitsunfähig zu sein, weiterhin zu arbeiten. Dies geschieht aus Angst vor einem eventuell unsicheren Arbeitsplatz und ungünstigen Bedingungen auf dem Arbeitsmarkt. Dadurch bildet sich jedoch ein Teufelskreis, da ein kranker Arbeiter meist auch unproduktiver und unmotivierter ist. Ein (zu häufig) kranker Arbeitnehmer könnte allerdings als anfällig gelten und – um den Kreis zu schließen - aus dem Betrieb aus ökonomischen Gründen entlassen werden, was familiäre, soziale und somit auch gesundheitliche Probleme für den nun Arbeitslosen zur Folge haben könnte.

Aus sozialer und ethischer Sicht sollte es also für jeden Betrieb Pflicht sein, für die richtigen Sicherheitsvorkehrungen am Arbeitsplatz zu sorgen und ein Arbeitsumfeld zu schaffen, das den Angestellten oder Arbeiter nicht belastet. Aus ökonomischer Sicht des Arbeitgebers muss dies allerdings nicht immer gelten.

Es wurde in dieser Hausarbeit also aufgezeigt dass es einen direkten Zusammenhang zwischen dem Berufsstatus und der Gesundheit eines Menschen gibt. Sei es aus der beruflichen Stellung der Person heraus, also ob er einer Erwerbstätigkeit nachgeht oder arbeitslos ist, der Position des Berufes, die eine unterschiedliche Arbeitsumwelt zur Folge haben kann und mit verschiedenen Belastungen verbunden ist, oder aus sozialer Sicht, wobei der Berufsstatus das soziale Umfeld des Menschen betrifft.

Die These, dass eine wechselseitige Beziehung zwischen dem Berufsstatus und Gesundheit besteht hat sich somit bewahrheitet, denn es konnte auch dargelegt werden, dass die Gesundheit einen Einfluss auf den Berufsstatus hat. (Chronisch) Kranken kann der Eintritt ins Erwerbsleben erschwert werden, bzw. bestimmte Berufsfelder können aufgrund der Anfälligkeit dieser Person verwehrt bleiben.

Auch hier ergibt sich eine Anforderung an die Versorgung, die Menschen vor Risiken aus der Arbeitswelt zu schützen und gesundheitsfördernde Ressourcen herauszustellen.

Dies sollte nicht nur im Sinne des Arbeitnehmers selbst, sondern auch für die Unternehmen und die versorgenden Institutionen ein wichtiger Aspekt sein. Denn von einem gesunden Arbeitnehmer profitieren alle!

Literaturverzeichnis

Beer, Doris; Alexandra **Wagner** (1997): *Keine Aussichten, kein Interesse, keine Zeit?* : *Weiterbildung von an- und ungelernten Beschäftigten im Betrieb.* In: Institut Arbeit und Technik: Jahrbuch 1996/97. Gelsenkirchen, S. 70-87

Berufsgenossenschaft für Gesundheitsdienst und Wohlfahrtspflege (2006): *BGW Stresskonzept : Das arbeitspsychologische Stressmodell.* In: BGW Forschung. Hamburg

BKK Bundesverband (2006): *Demografischer und wirtschaftlicher Wandel gesundheitliche Folgen.* In: BKK Gesundheitsreport 2006. Essen

Bundesministerium für Arbeit und Soziales (2006): *Sicherheit und Gesundheit bei der Arbeit 2005.* Berlin

Bundesministerium für Wirtschaft und Technologie (2001): *Telearbeit : Leitfaden für flexibles Arbeiten in der Praxis.* Berlin

Bundeszentrale für politische Bildung (2004): *Das Lexikon der Wirtschaft : Grundlegendes Wissen von A bis Z.* 2. Auflage. Mannheim: Bibliographisches Institut & F.A. Brockhaus

Elkeles, Thomas (2003): *Einzelne Bevölkerungsgruppen : Arbeitende und Arbeitslose.* In: Schwartz, Friedrich Wilhelm et al. (Hrsg.): Public Health : Gesundheit und Gesundheitswesen, 2. Auflage. München: Urban & Fischer Verlag, S. 653-660

Fischer, Robert; Felix **Helg** (2004): *Gesundheit erhalten im Betrieb : Das Konzept der Salutogenese.* Winterthur

Gemeinschaftsinitiative Gesünder Arbeiten e.V. (o.J.): *Gesünder Arbeiten : Prima Klima.* Düsseldorf

Griefahn, Barbara; Klaus **Golka** (2006): *Arbeitswelt und Gesundheit.* In: Hurrelmann, Klaus et al. (Hrsg.): Handbuch Gesundheitswissenschaften, 4. Auflage. Weinheim und München: Juventa Verlag, S. 653-678

Hoffmeyer-Zlotnik, Jürgen H.P.; Alfons J. **Geis** (2003): *Berufsklassifikation und Messung des beruflichen Status/Prestige.* In: ZUMA-Nachrichten 52, 27. Jahrgang. Mannheim: Verlag Pfälzische Post, S. 125-138

Krell, Gertraude (2004): *Managing Diversity : Chancengleichheit als Wettbewerbsfaktor.* In: Chancengleichheit durch Personalpolitik : Gleichstellung von Frauen und Männern in Unternehmen und Verwaltungen, 4. Auflage. Wiesbaden: Gabler Verlag, S. 41-57

Mielck, Andreas (1992): *Gesundheitsberichterstattung zur schichtenspezifischen Morbidität und Mortalität in der Bundesrepublik.* In: Laaser, Ulrich; Friedrich Wilhelm Schwartz (Hrsg.): Gesundheitsberichterstattung und Public Health in Deutschland. Berlin u.a.: Springer Verlag, S. 141-153

Marsula, Andre (2003): *Nacht- und Schichtarbeit im Überblick.* In: Zeitbüro NRW (Hrsg.): Tempora, Ausgabe 08/2003. Dortmund

Oberlander, Willi (2005): *Das Berufsprestige ausgewählter freier Berufe.* In: Institut für freie Berufe (Hrsg.): Information, Ausgabe 07/2005. Nürnberg

Preußner, Irene (2003): *Betriebliche Gesundheitsförderung durch Partizipation : Eine qualitative Studie zu den individuellen Voraussetzungen für eine Beteiligung an Gesundheitszirkeln.* Dissertation. Hamburg

Schuster, Lothar (1974): *Zur Struktur der männlichen Arbeiterschaft in der Bundesrepublik Deutschland.* In: Allmendinger, Jutta et al. (Hrsg.): Mitteilungen aus der Arbeitsmarkt- und Berufsforschung. 7. Jahrgang. Stuttgart: Kohlhammer S. 95-117

Siegrist, Johannes; Anne Maria **Möller-Leimkühler** (2003): *Gesellschaftliche Einflüsse auf Gesundheit und Krankheit : Erwerbsrolle, Gesundheit und Krankheit.* In: Schwartz, Friedrich Wilhelm et al. (Hrsg.): Public Health : Gesundheit und Gesundheitswesen, 2. Auflage. München: Urban & Fischer   Verlag, S. 126-131

Taufmann, Ines (2006): *Vergleichende Untersuchung zur Behandlung von muskoloskeletalen Beschwerden durch Bildschirmarbeit : Eine klinische, kontrollierte, randomisierte Studie.* Dissertation. Berlin

Trabert, Gerhard (1995): *Armut und Gesundheit/Krankheit in Deutschland.* In: Bundesärztekammer (Hrsg.): Deutsches Ärzteblatt, Ausgabe 11/1995. Köln: Verlag Deutsches Ärzteblatt, S. 91-98

Widmer, Nina (2005): *Patchworker : Quantitative Bestimmung & qualitative Validierung von Patchworkertypen sowie deren Profile von Selbstwert und Burnout.* Diplomarbeit. Zürich

Internetquellen

http://www.gesetze-im-internet.de/arbgg/__5.html (Aufruf: 02.02.07)
http://www.destatis.de/basis/d/erwerb/erwerbtab1.php (Aufruf: 02.02.07)
http://www.bmas.bund.de/BMAS/Navigation/root,did=24720.html (Aufruf: 04.02.07)
http://www.bpb.de/popup/popup_lemmata.html?guid=F6SVI4 (Aufruf: 04.02.07)
http://bundesrecht.juris.de/arbschg/__5.html (Aufruf: 07.02.07)
http://www.luk-nrw.de/reha/berufsk.asp (Aufruf: 13.02.07)